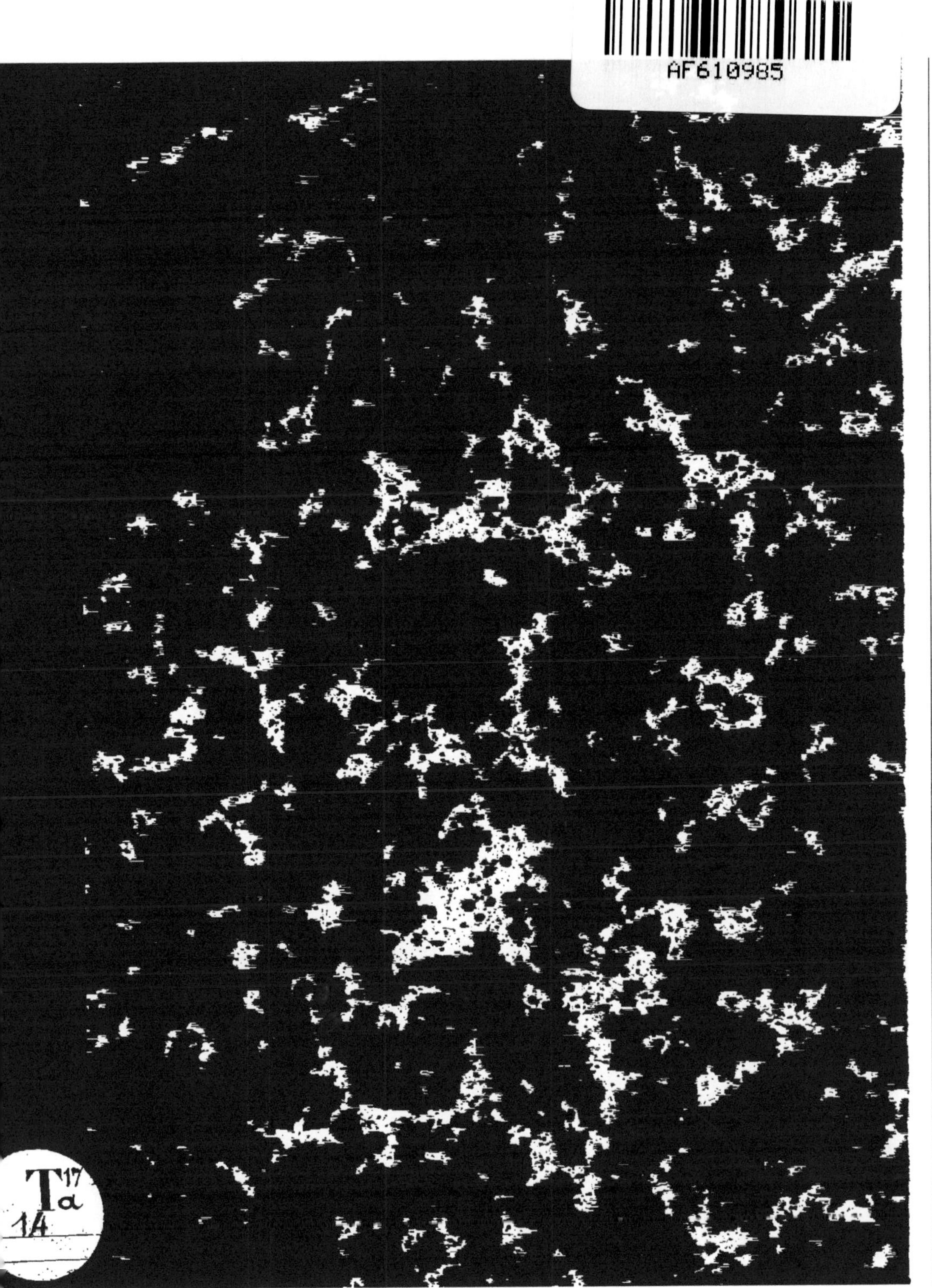

DE

L'ÉTAT DU FOIE

CHEZ LES

FEMELLES EN LACTATION

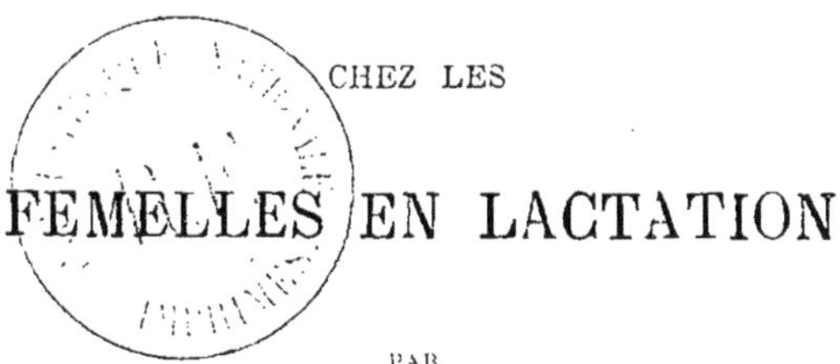

PAR

Le Dr L. de SINÉTY

Docteur en médecine de la Faculté de Paris

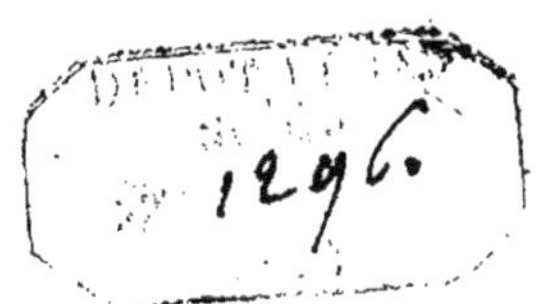

AVEC UNE PLANCHE EN CHROMO-LITHOGRAPHIE

PARIS

ADRIEN DELAHAYE, LIBRAIRE-ÉDITEUR

PLACE DE L'ÉCOLE-DE-MÉDECINE

1873

DE

L'ÉTAT DU FOIE

CHEZ LES

FEMELLES EN LACTATION (1)

INTRODUCTION.

Chez les femelles en lactation j'ai trouvé constamment un état graisseux du foie. La graisse a une disposition toute particulière ; située dans les rangées de cellules qui entourent la veine centrale, elle gagne quelquefois la partie moyenne et même, quoique rarement, les cellules de la périphérie du lobule. Cette localisation de la graisse m'a paru plus limitée sur la femme et la chienne que chez les herbivores, mais toujours j'ai trouvé cette substance abondante au centre, tandis qu'elle manquait ou était très-rare à la

(1) Les recherches relatives à ce travail ont été faites au Laboratoire de médecine et d'histologie du Collége de France.

périphérie. Cette disposition est l'inverse de ce que j'ai observé dans les dégénérescences ou infiltrations graisseuses du foie où le processus marche de la périphérie au centre du lobule.

Depuis longtemps, les auteurs qui ont écrit sur les affections puerpérales ont noté l'état graisseux du foie dans ces maladies. Déjà Laënnec (1) dans un mémoire sur la péritonite en général, cite un cas de péritonite puerpérale avec état graisseux du foie. MM. Tarnier et Blot à la Société de biologie (2), et plus tard M. Tarnier (3) dans sa thèse, arrivent à cette conclusion, que le foie gras est physiologique chez la femme pendant l'état puerpéral.

M. Simon (4), parle de l'état graisseux du foie chez les femmes enceintes. M. Chantreuil, à propos des modifications qu'éprouve le foie pendant la gestation, cite la description donnée par M. Tar-

(1) Journal de médecine, chirurgie, pharmacie; vendémiaire an XI, t. V.

(2) Société de biologie, 1856, p. 209 à 213.

(3) Thèse de Paris, 1857.

(4) Des maladies puerpérales, Simon, thèse de concours 1866. « L'état graisseux du foie chez les femmes enceintes est donc aujourd'hui bien constaté, mais il est encore mal connu dans ses causes et sa signification. Ce qui est rapporté à la grossesse pourrait bien dépendre d'une autre cause, etc. » (p. 23.)

(5) Chantreuil, des applications de l'histologie à l'obstétrique thèse de concours 1872, p. 64.

nier. Béraud et Robin ont aussi parlé de la production de la graisse par le foie chez les femelles qui nourrissent leurs petits (1).

MM. Cornil et Ranvier dans leur Manuel d'histologie pathologique (2), et M. Ranvier dans une communication à la Société de biologie (3), ont signalé l'état graisseux du foie chez les animaux en lactation. Dans cette dernière communication, l'auteur insiste sur la propriété stéatogénique du foie dans la lactation, en s'appuyant sur ce fait que la graisse occupe le centre du lobule et non la périphérie comme dans les infiltrations.

Mais, ne s'appuyant que sur un très-petit nombre de faits observés seulement sur le chien et le chat, il n'a pu établir d'une manière complète cette fonction spéciale du foie. Dans ce travail, grâce à des observations et à des expériences nombreuses, je suis arrivé à établir d'une manière inconstestable, que pendant toute la durée de la lactation, commençant et finissant avec elle, il existe un état gras du foie, dont la forme diffère de celle de l'infiltration.

Ce travail sera divisé en trois parties :

(1) Eléments de physiologie de l'homme et des principaux vertébrés, par Béraud, revus par Ch. Robin, 1856, t. I, p. 338.

(2) Cornil et Ranvier, Manuel d'histolo gie, pathologique, p. 53.

(3) Société de biologie, avril 1872.

La première comprendra le résumé des expériences. Dans la deuxième on trouvera la comparaison des différents états graisseux du foie et les théories émises sur la formation de la graisse dans cet organe.

Enfin, la troisième partie sera destinée à exposer les conclusions qui découlent de ces recherches.

PREMIÈRE PARTIE

Mes expériences et observations ont porté sur le lapin, le lièvre, la souris, le chien et l'homme, elles seront divisées en quatre séries.

I. Femelles pendant la lactation.

Première expérience (1). — Le 18 juin 1872, lapine en lactation, douze jours après la parturition. L'animal, du poids de 3400 grammes, est tué par section du bulbe. Le foie extrait immédiatement est rose jaunâtre et pèse 102 grammes, coupé et jeté dans l'eau bouillante; l'eau dans laquelle il a bouilli contient du sucre. Pilé dans un mortier mélangé à du noir animal, il donne par filtration un liquide très-lactescent. Ce liquide traité par l'alcool absolu donne un dépôt floconneux très-abondant. Les chylifères sont transparents, les mamelles sont pleines de lait. Le foie examiné frais, contient de nombreuses gouttelettes grais-

(1) Fig. 5 de la planche.

seuses situées dans les cellules, autour de la veine centrale des lobules. Le foie durci dans le liquide de Müller et traité par l'acide osmique, montre sur des coupes minces que la graisse très-abondante autour de la veine centrale et dans la partie moyenne manque dans les dernières rangées à la périphérie du bulbe. Pas de graisse dans les reins ni dans les muscles.

Deuxième expérience. — 30 juin. Lapine en lactation depuis quatre jours très-maigre, nourrie exclusivement avec des carottes. L'animal pèse 2452 grammes, les mamelles sont pleines de lait, les chylifères contiennent un liquide clair et transparent. Le sérum du sang est très-transparent. Le foie pèse 70 grammes. L'urine précipitée par l'acétate de plomb et le sulfate de soude, traitée ensuite par la liqueur cupropotassique et soumise à l'ébullition ne donne aucune trace de sucre. L'examen histologique du foie montre que la graisse abondante au centre et à la partie moyenne du lobule manque complètement à la périphérie.

Troisième expérience. 2 septembre 1872. — Lapine (sauvage) en lactation, tuée avec le fusil et examinée au bout d'une heure. Les mamelles sont gorgées de lait. Le foie est très-gras, la graisse forme des gouttelettes plus grosses à la partie moyenne et centrale de chaque lobule, mais tout le lobule est gras du centre à la périphérie.

Quatrième expérience. — 5 septembre. Femelle de lièvre (sauvage), tuée avec le fusil et examinée au bout de deux heures, en lactation. Foie très-gras, certaines cellules sont complètement remplies de gouttelettes, d'autres ne contiennent que quelques fines granulations.

Cinquième expérience. — 7 septembre. Femelle de lièvre en lactation ; tuée à cinq heures du soir, c'est-à-dire probablement dix à douze heures après le repas, d'après les habitudes de cette espèce animale à l'état de liberté. Les mamelles sont gorgées de lait. Les chylifères sont transparents. Le foie contient une énorme quantité de graisse. Les cellules du centre du lobule en sont très-chargées mais tout le lobule est graisseux. C'est un des foies de femelles en lactation des plus gras que j'aie examinés. Cette observation est intéressante chez un animal qui comme le lièvre a le foie très-peu gras à l'état normal. On remarque outre les granulations réfringentes une très-grande quantité de petites granulations se colorant en rouge-brun par l'iode. Après durcissement dans le liquide de Müller, on voit sur des coupes minces traitées par l'acide osmique, que la graisse domine beaucoup dans les premières rangées de cellules qui entourent la veine centrale, quelques-unes sont remplies de gouttelettes graisseuses.

Sixième expérience. — 8 juillet 1872. Chienne en lactation depuis trois semaines, pesant 7930 grammes. Les mamelles sont pleines de lait. Nous pratiquons la ligature de la veine cave au-dessus du diaphragme et au-dessous de son entrée dans le foie. La veine porte est également liée avant son entrée dans le foie. On circonscrit ainsi un département vasculaire d'où le sang est recueilli après avoir lavé avec soin ; le sang est donc retiré parfaitement pur au-dessous de la ligature supérieure de la veine cave. Ce liquide contient un nombre assez considérable de granulations graisseuses de 1/2 à 2 mill. de mill. de diamètre. Le sang du cœur ne paraît pas contenir de ces mêmes granulations, que l'on retrouve quoiqu'en très-petit nombre dans le sang général. Il est à remarquer que ce dernier sang recueilli dans la cavité abdominale, provenait de vaisseaux d'ordre tout différent et surtout des vaisseaux mammaires. L'abondance de l'hémorrhagie rendait du reste fort difficile toutes ces ligatures.

L'animal est tué par section du bulbe. Le foie

pèse 248 gram. Il présente à l'œil nu une teinte jaune (cuir de bottes), et on voit en l'examinant avec attention des points jaunâtres tranchant sur le fond brun et au milieu du jaune un petit point rouge indiquant la veine centrale (1) Le foie contient de la matière glycogène. Les cellules examinées fraîches après dissociation, contiennent des gouttelettes de graisse, mais un nombre considérable de cellules n'ont pas de graisse, celles qui en contiennent en ont en grande quantité. Les reins contiennent de la graisse localisée complètement dans les tubes droits de la substance corticale.

Cet état du rein est du reste physiologique chez le chien. Les glomérules et les tubes contournés sont complètement dépourvus de graisse. Pas de graisse dans les muscles. Le foie durci et examiné le 10 après avoir été traité par l'acide osmique contient des gouttelettes de graisse *localisées exclusivement* dans les cellules qui entourent les veines centrales des lobules. Dans aucun lobule on ne trouve de graisse à la périphérie (2).

SEPTIÈME EXPÉRIENCE.—La nommée X..., âgée de 25 ans, accouchée depuis deux mois, forte, bien

(1) Fig. 1.
(2) Fig. 2 de la planche.

constituée, nourrit son enfant et entre le 1er juillet 1872 à l'Hôtel-Dieu dans le service de M. Gueneau de Mussy (remplacé par M. Cornil). Cette femme a été atteinte le 29 juin d'une pneumonie du côté droit, l'allaitement est continué jusqu'au 3 juillet; elle meurt le 6, et nous pratiquons l'autopsie le 7 au matin. Conservation du cadavre. Les mamelles laissent écouler, à la pression, du lait en abondance; le lait jaillit même sous l'effet de la compression de la glande. Le foie est gras et quelques cellules fraîches sont dessinées et représentées, (fig. 4.) Les cellules hépatiques contiennent de grosses gouttelettes de graisse et de petites granulations de même nature. Examiné après durcissement, le foie présente des cellules graisseuses localisées au centre du lobule. La pneumonie était limitée au sommet, il n'y avait pas de tubercules ni aucune autre lésion.

II. Femelles pendant la gestation.

Première expérience. — 11 novembre. Souris dont l'utérus contient 8 fœtus. Le foie est très-peu gras, et ne contient pas plus de graisse que celui d'un mâle de même espèce, pris le même jour et à la même heure dans les mêmes conditions.

Deuxième expérience. — Lapine n'ayant jamais produit, saillie le 25 septembre, sacrifiée le 10 octobre (quinze jours de gestation), par section du bulbe. Poids de l'animal vivant 3042 grammes. Les mamelles ne contiennent pas de lait, la glande mammaire est peu développée. Les chylifères sont lactescents. L'estomac contient des matières alimentaires. L'utérus contient 11 fœtus de 15 millimètres de long. Le foie extrait immédiatement après la mort pèse 64 gr. 50 cent. Il présente quelques granulations graisseuses situées dans le tiers externe du lobule et manquant vers le centre.

Troisième expérience. — Lapine n'ayant pas encore produit, saillie le 27 septembre. Le 10 octobre, suppression d'aliments féculents ou sucrés, nourriture exclusivement composée de feuilles d'arbre ou de graminée. L'animal est sacrifié le 19 octobre (vingt-deux jours de gestation), à neuf heures du matin. Les mamelles ne contiennent pas de lait.

Poids de l'animal, 3006 grammes.

Poids du foie, 54 grammes.

L'utérus contient 11 fœtus de 55 millimètres de long. L'estomac contient des matières alimentaires, les chylifères sont lactescents. Le foie est très-peu gras; on y trouve quelques fines granulations graisseuses à la périphérie du lobule. Une partie de l'organe traitée par le procédé déjà indiqué, contient de la matière glycogène. Cette expérience prouve que la gestation est sans influence sur la graisse contenue dans le foie; en effet, voici une lapine au vingt-deuxième jour de la gestation, et son foie ne contient pas plus de graisse que celui d'un lapin à l'état normal, moins peut-être que celui de la lapine de l'expérience précédente.

Il est donc démontré que chez le lapin huit jours avant la parturition, le foie n'est pas gras et les mamelles ne contiennent pas de lait.

Quatrième expérience. — 4 juillet. Lapine pleine, du poids de 3188 gr. Les mamelles donnent du lait à la pression. L'animal est tué par hémorrhagie. Les chylifères sont transparents. Les mamelles sont peu développées, les acini forment une simple lame sous la peau et contiennent du lait. L'utérus contient plusieurs fœtus à terme du poids de 26 grammes environ. Le foie pèse 70 grammes. Il contient une quantité considérable de graisse.

On pèse 21 gr. 90 cent. de foie qui est broyé dans un mortier avec du verre pilé. Après avoir bien lavé le mortier à l'éther, on met la pulpe ainsi obtenue dans un flacon d'éther bien bouché. Au bout de vingt-quatre heures, on recueille le liquide éthéré et on ajoute une nouvelle quantité d'éther. On traite enfin par l'éther bouillant, on lave le filtre et après évaporation à l'étuve, on obtient un résidu de 1 gr. 45 cent., c'est-à-dire 6,51 p. 100 (1).

A l'examen histologique, on trouve de la graisse

(1) A l'état normal le foie contient 3 p. 100 de matières grasses chez le lapin, le cochon d'inde et l'homme.

Putnam, (thèse de 1871, p. 76).

Frey donne comme proportion moyenne de la graisse dans le foie, le chiffre de 2,40 p. 100. (Traité d'histologie.)

Une analyse de Beale citée par Budd donne 3 p. 100.

Von Bibra a trouvé 3,65 p. 100.

Saïkowsky prétend que chez les chiens la proportion normale de graisse est de 5 p. 100.

Dans toutes ces analyses il faudrait savoir quel a été le régime de l'animal soumis à l'expérience.

abondante au centre et à la partie moyenne du lobule, manquant dans les rangées de cellules de la périphérie.

Cinquième expérience. — Lièvre femelle tuée au fusil à cinq heures du soir. Les mamelles contiennent du lait. L'utérus contient 2 fœtus à terme, longs de 15 centimètres (mesurés du frontal à la naissance de la queue). Le foie est peu chargé de graisse, on trouve cependant de nombreuses granulations très-fines dans un certain nombre de cellules. Dans le voisinage du centre du lobule, on voit quelques cellules complètement remplies de grosses gouttelettes de graisse. Après durcissement, on voit sur des coupes, que la graisse, très-abondante dans un petit nombre de cellules autour de la veine centrale, manque complètement à la périphérie. En comparant cette expérience à celles n°s 4 et 5 de la 1re série, on voit que chez des femelles de même espèce, tuées dans des conditions identiques d'heure et de saison, et à l'état de liberté, le foie est moins gras à la fin de la gestation que quand la fonction de lactation est établie. On voit aussi que l'état graisseux du foie débute par le voisinage de la veine centrale.

III. Animaux hors de l'état de gestation et de lactation.

1re Expérience. — 1er juillet. Le sujet de cette expérience est une lapine observée depuis quelque temps. Elle a mis bas le 1er juillet, on la laisse allaiter jusqu'au 4. Nous constatons à ce moment que les mamelles sont gorgées de lait, et on supprime ce jour-là toute lactation en enlevant les petits. Dix jours après (14 juillet), l'animal est sacrifié par section du bulbe. Poids de l'animal 2570 grammes. Les mamelles ne contiennent qu'une très-minime quantité de lait presque coagulé. La plupart des mamelles sont même complètement vides. A la dissection, elles sont très-diminuées de volume et rien ne s'écoule en les sectionnant. Les chylifères sont légèrement lactescents. Le foie, du poids de 92 grammes, ne présente pas à l'œil nu cette coloration rose jaunâtre, observée chez les autres femelles pendant la lactation. Il présente, au contraire, une teinte foncée due à la congestion causée par le genre de mort, qui explique aussi ce poids relativement considérable. A l'examen histologique, au lieu de la quantité de graisse trouvée invariablement chez toutes les femelles en lactation, il n'y a ici qu'une très-petite quantité de cette substance, guère plus que dans le foie de l'expérience qui suit (2e exp., 3e série). En outre, au lieu d'être située au centre et à la partie moyenne des lobules, comme je l'ai toujours constaté chez les femelles en lactation, cette graisse manque absolument dans les cellules qui avoisinent la veine centrale, et n'existe qu'à la périphérie des lobules. Plusieurs coupes faites sur divers points du foie, et examinées soit sans réactif, soit avec l'acide acétique ou l'acide osmique, montrent cette disposition de la graisse à la périphérie, et son absence dans les cellules qui se rapprochent du centre.

2e Expérience. — 5 juillet. Lapin mâle du poids de 2132 gr. Le foie pèse 51 gr. Les cellules contiennent à peine quelques rares granulations graisseuses.

3e Expérience. — J'ai examiné un grand nombre de foies de lapins sauvages tués en dehors de la lactation et de la gestation, et j'ai toujours trouvé une très-petite quantité de graisse. Chez le lièvre, cette quantité est encore moindre (1).

(1) J'ai observé sur plusieurs espèces animales, une diminution considérable de la graisse dans le foie, quand le tissu cellulaire sous-cutané est très-chargé de cette substance. J'ai examiné un dauphin jeune allaité ou nouveau-né et j'ai été surpris du peu de

IV. Expériences sur les transformations graisseuses du foie produites par des substances toxiques sur l'infiltration graisseuse du même organe produite par l'ingestion de matières grasses et par l'injection de ces matières dans le sang.

1re EXPÉRIENCE. — Empoisonnement par le phosphore. Le 24 juin 1872, on administre à un lapin adulte, à 5 h. 30 m. du soir, 1 centigr. de phosphore dissous dans la gomme. L'animal meurt le 26 à 5 h. du matin. La stéatose est peu avancée. Son foie contient de fines gouttelettes graisseuses à la périphérie du lobule.

2e EXPÉRIENCE. — Du 8 au 17 juillet 1872, on administre à un lapin, tous les deux ou trois jours, de petites doses de phosphore dissous dans la gomme. L'animal meurt le 17 juillet au matin.

graisse contenue dans les cellules hépatiques. Sur un autre dauphin adulte examiné à la même époque (août 1872) à Concarneau, j'ai observé le même phénomène. Chez le blaireau au mois de septembre j'ai trouvé le foie très-maigre malgré la nourriture amylacée de cet animal (maïs).

Enfin sur le porc soumis à l'engrais on trouve très-peu de graisse dans les cellules hépatiques. Tout le monde connaît l'épaisseur du pannicule adipeux dans ces trois espèces surtout après l'engraissement. Chez certains poissons au contraire le foie est complètement chargé de graisse et on trouve peu de cette substance dans le tissu cellulaire sous-cutané. Je signale ce fait à l'attention des physiologistes sans en avoir cherché jusqu'à présent l'interprétation.

L'autopsie est pratiquée à midi et on trouve toutes les lésions typiques de l'empoisonnement par le phosphore.

Poids de l'animal, 1,772 gr.
Poids du foie, 80 —

Les chylifères sont transparents, quoique l'estomac contienne des matières alimentaires. Le foie a une apparence jaune (cuir de bottes) caractéristique ; sur certains points, surtout à la face inférieure, il est d'un jaune grisâtre. A l'examen histologique, on trouve une quantité énorme de graisse (1). Beaucoup de cellules sont détruites et remplacées par des gouttelettes graisseuses. Les lobules sont envahis dans toute leur étendue, mais en plus grande abondance à la périphérie. L'addition d'acide acétique rend plus évidente cette prédominance de la graisse à la périphérie.

Le cœur a subi aussi la dégénérescence graisseuse, on n'aperçoit plus la striation des fibres musculaires qui est remplacée par de fines gouttelettes adipeuses, exactement comme elles sont représentées dans le Manuel d'histologie de Cornil et Ranvier (2).

Le rein présente aussi de la dégénérescence graisseuse généralisée. Dans l'état gras du foie

(1) Figure 6.
(2) Loc. cit.

chez les femelles en lactation, je n'ai jamais trouvé de graisse dans les fibres musculaires ni dans les reins, excepté chez la chienne où j'ai vu chez la mère et chez le petit allaité, un peu de graisse dans les tubes droits du rein, jamais dans les glomérules, ni les tubes contournés. Cet état des tubes droits est, du reste, comme je l'ai dit déjà, physiologique chez le chien, tandis que chez le lapin le rein n'est jamais gras à l'état physiologique.

3e EXPÉRIENCE. — Le 15 juillet 1872, on administre à un lapin mâle une cuillerée à bouche d'huile de foie de morue. Le 16 et le 17 même dose. L'animal a l'air bien portant. Le 18, à midi, il a l'air abattu, la respiration est accélérée, les oreilles pendantes. On lui donne une dernière dose d'huile et on le sacrifie à 2 h. par section du bulbe. Poids de l'animal, 2,150 gr.

Les chylifères sont lactescents. Le foie, du poids de 64 grammes, ne présente pas à l'œil nu l'aspect graisseux, mais à l'examen histologique on trouve de petites gouttelettes de graisse disposées à la périphérie des lobules et formant des stries rayonnant de la périphérie au centre (1). Cette

(1) M. Blachez dit que la stéatose comme toujnceours par les cel-

graisse contenue dans les cellules manque complètement dans les rangées qui se rapprochent du centre. Cet état du foie me paraît un type d'infiltration (1). Des coupes faites après durcissement confirment l'examen à l'état frais.

4e EXPÉRIENCE. — Le 18 juin, lapin allaité, âgé de 12 jours, tué par section de la carotide. Le sérum du sang est lactescent. L'animal pèse 353 grammes. Les chylifères sont lactescents. Le foie pèse 14 gr. 35. Matière glycogène abondante dans cet organe. Les cellules du foie présentent de nombreuses gouttelettes de graisse disséminées dans tout le lobule ; les cellules de la périphérie en contiennent abondamment.

5e EXPÉRIENCE. — Chien mâle allaité, âgé de 3 semaines, du poids de 1,312 grammes. L'animal est tué par hémorrhagie. Le sang de la crurale

lules qui avoisinent la périphérie. L'altération marche donc de la veine porte vers la veine intralobulaire (p. 9).

Lancereaux note que la dégénérescence alcoolique du foie paraît envahir le lobule dans toutes ses parties et dès le début, et ne procède pas de la périphérie au centre comme dans les autres formes de stéatose (p. 41).

(Thèse de concours, Blachez 1866.)

Nous avons vu en effet dans plusieurs cas pathologiques la graisse disséminée dans le lobule hépatique sans localisation, mais dans tous ces cas nous avons noté que la graisse était abondante dans les cellules de la périphérie. (Note de l'auteur.)

(1) Figure 3.

recueilli avec soin présente un sérum transparent, l'animal était à jeun depuis 24 heures. Le foie pèse 48 grammes. Il contient dans ses cellules d'abondantes gouttelettes de graisse excessivement ténues et qui paraissent exister dans les cellules de tout le lobule. Les reins contiennent un peu de graisse dans les tubes droits de la substance corticale, pas dans les glomérules ou les tubes contournés. Après durcissement et traitement par l'acide osmique, on voit que la graisse existe, surtout à la périphérie du lobule, mais elle est répandue un peu partout ; sur certains lobules exceptionnellement, on en trouve jusqu'au centre, mais toujours avec le maximum à la périphérie.

6e Expérience. — Sur tous les fœtus que j'ai examinés à différentes époques de la gestation, j'ai trouvé le foie complètement chargé de graisse. Cette matière était tellement abondante que, comme chez certains poissons, il était impossible de voir où elle dominait.

7e expérience (1). — Le 19 juillet, à midi, j'in-

(1) Glugé a fait des expériences en 1843 et 1844 sur l'injection de différentes huiles dans les veines jugulaires et sur l'ingestion des mêmes matières par les voies digestives. Le peu de détails qu'il donne sur l'état du foie quoiqu'il dise l'avoir trouvé gras dans la plupart des cas, ne nous permet de tirer aucune conclusion de son

jecte dans la veine jugulaire d'un lapin 20 c. cube d'une émulsion composée avec un jaune d'œuf bien délayé, battu dans l'eau distillée, et passée à travers un linge de flanelle. Quelques minutes après l'opération, qui n'a pas laissé écouler une goutte de sang, l'animal paraît un peu moins remuant ; mais vers deux heures il a repris toute son animation et court dans le laboratoire comme un animal en parfaite santé. Il est sacrifié à trois heures par un coup porté sur la tête.

Poids de l'animal, 1,500 gr.
Poids du foie, 41 gr. 50.

Le foie examiné immédiatement présente des gouttelettes de graisse à la périphérie du lobule, absolument comme dans la 3e expérience de la 4e série (huile de foie de morue). Les lobules sont infiltrés plus près du centre, mais le tiers de chaque lobule, en se rapprochant du centre, ne contient aucune gouttelette graisseuse. Le sang de l'oreille examiné au moment de sacrifier l'animal montre que les globules blancs sont très-granuleux, probablement par pénétration des fines particules graisseuses. Cet examen du sang

travail. (Recherches expérimentales relatives à l'action des huiles grasses sur l'économie animale, par Gluge, professeur à l'Université de Bruxelles, et A. Thiernesse, professeur à l'Ecole vétérinaire de la même ville. — (Bullet. de l'Académie royale de médecine de Belgique, t. III, p. 9.)

a été fait sans aucun réactif. Le liquide sanguin contenait aussi une assez grande quantité de très-petites granulations libres.

8e Expérience. — Sur plusieurs lapins soumis à l'engraissement artificiel j'ai vu que le développement de la graisse dans le foie marchait de la périphérie au centre du lobule. Même après un temps assez long, l'animal étant très-gras, je n'ai jamais trouvé de gouttelettes adipeuses dans les cellules qui entourent la veine centrale des lobules hépatiques.

J'ai cherché à étudier le développement de la graisse dans le foie des oies et des canards, mais sur tous les animaux examinés sans engraissement artificiel et pris au hasard dans des troupeaux, le foie était tellement gras qu'il était impossible de localiser cette substance (1).

Tous les foies examinés dans cette étude l'ont été d'abord à l'état frais, puis après durcissement dans le liquide de Müller et traités par l'acide osmique ou l'acide acétique.

(1) M. Lereboullet dit avoir trouvé des oies avec un foie maigre et il a conclu de ses recherches que dans l'engraissement artificiel la dégénérescence marche de la périphérie au centre du lobule hépatique. (A. Lereboullet. Mémoire sur la structure intime du foie et sur la nature de l'altération connue sous le nom de foie gras, p. 111. Prix Portal 1851. — Mém. de l'Académie de médecine, t. VII.)

DEUXIÈME PARTIE

Physiologie et chimie biologique.

Pour faciliter cette étude, je diviserai les différents états graisseux du foie en trois groupes principaux :

1° Infiltration (aliments gras, animaux allaités, etc.).

2° Dégénérescence (phosphore, affections diverses).

3° Production (animaux pendant la période de lactation).

Je ne veux pas faire ici l'histoire des différentes dégénérescences ou infiltrations graisseuses du foie, qui ne seront étudiées qu'au point de vue du sujet qui nous occupe.

Je dis donc que chez les femelles pendant la période de lactation, le foie produit de la graisse. Le développement de cette graisse est-il soumis à l'influence de cet état mal défini et si complexe auquel on a donné le nom d'état puerpéral ?

C'est là la conclusion de M. Blot (1) et de M. Tarnier (2).

Je dis que la gestation est sans influence sur la quantité de graisse contenue dans le foie. Puisqu'il résulte de ces expériences que chez le lapin, huit jours avant la parturition, le foie est normal. Et cet organe ne contient pas plus de graisse au vingt-deuxième jour qu'au quinzième (3) ; les animaux étant de la même portée, dans les mêmes conditions de saison et de santé. Demême chez une femelle de lièvre au terme de la gestation, il y a du lait dans les mamelles et beaucoup moins de graisse dans le foie, que chez un animal de même espèce ou dans les mêmes conditions d'heure et de saison, mais en pleine lactation (4).

Les faits cités par M. Tarnier concordent parfaitement avec notre opinion. Cet auteur nous dit que sur plus de 80 femmes mortes dans l'état puerpéral à une période plus ou moins rapprochée de l'accouchement, et dont le foie a été examiné, dans cinq cas seulement le foie avait été trouvé normal (5). Mais comme dans ces cinq cas il ne précise pas l'état de la lactation, on peut

(1) Société de biologie, 1856, p. 213.
(2) Thèse de 1857, p. 28.
(3) 2e série, exp. 2 et 3.
(4) 1re série, exp. 4 et 5; 2e série, exp. 5.
(5) arn r, loc. cit., p. 26.

les considérer, non comme des exceptions, mais comme ayant appartenu à des sujets chez lesquels la lactation avait cessé ou ne s'était pas encore établie. Chez un lapin en gestation et chez une femelle de cochon d'Inde après la parturition, M. Tarnier n'a pas trouvé de graisse dans le foie. Le premier de ces deux faits est conforme à ce que j'ai observé, et le second n'a aucune signification ni pour ni contre l'opinion que je soutiens, puisque l'état des mamelles n'a pas été indiqué.

On trouve encore dans le même travail (1) l'observation d'une jeune fille morte de fièvre puerpérale en dehors de l'état de grossesse et d'accouchement, et chez laquelle on avait trouvé le foie gras, mais je suis loin de nier l'influence d'un grand nombre de maladies sur l'état graisseux du foie. J'ai même pu examiner, il y a quelques jours, le foie d'une jeune fille morte de péritonite, en dehors de toute influence de gestation et loin de tout centre d'infection, et j'ai trouvé de la graisse en abondance dans le foie. Mais dans ce cas, la graisse était disséminée un peu partout dans les lobules et on en trouvait considérablement dans les cellules de la périphérie.

(1) Id., p. 63.

Et dans le cas cité par M. Tarnier, il n'est rien dit de la situation de la graisse dans le lobule.

L'excellente description que donne M. Tarnier, du foie de la fièvre puerpérale, me paraît absolument semblable à ce que j'ai trouvé chez les animaux en lactation et sacrifiés pendant l'état tout à fait physiologique (1). On peut comparer du reste cette description, avec le foie de chienne vu à l'œil nu, dessiné dans notre planche (2), et pris sur l'animal de l'exp. 6, 1re série.

Doit-on admettre l'hypothèse que fait encore M. Tarnier (3) « que l'état du foie pourrait ne dépendre que de la dyspnée et des troubles de la circulation abdominale? » Je ne pense pas, car

(1) Si on examine attentivement cet organe (le foie), on voit qu'il ne présente pas une couleur uniforme, mais que la substance est parsemée de petites taches jaunes extrêmement nombreuses qui lui donnent un aspect granité. Ces petites taches jaunes plus éclairées que le reste du tissu hépatique semblent former autant de points saillants d'un volume, variant depuis celui d'une très-petite tête d'épingle jusqu'à celui d'un grain de millet. Ces taches sont tantôt régulièrement arrondies et c'est là le cas le plus fréquent, et tantôt irrégulières à leur périphérie. Elles sont séparées les unes des autres par des rigoles où la substance du foie présente une coloration rouge. Le plus souvent, au centre de chaque tache jaune, apparaît un point central de même forme que la tache elle-même, mais s'en distinguant facilement par sa position concentrique et par sa couleur plus foncée et rougeâtre; d'autres fois, il m'a été impossible d'apercevoir ce point central. (Société de biologie, 1856, p. 209, et Thèse, p. 18.)

(2) Fig. 1.

(3) Loc. cit., p. 213. Société de biologie.

s'il en était ainsi on trouverait le foie gras dans le dernier tiers de la gestation, époque où les fonctions circulatoires et respiratoires sont le plus troublées. Et on a vu qu'il n'en est rien par les expér. 2 et 3, 2e série.

L'état du foie est-il dû à une infiltration? Je n'adopte pas cette idée, parce que: d'abord dans toutes les infiltrations produites artificiellement j'ai toujours vu le processus marcher de la phériphérie au centre du lobule, ce qui est l'inverse pour la lactation. Ensuite il me semble que si cela était; le moment où la graisse devrait abonder davantage serait celui qui suivrait la suppression de l'allaitement, et on voit que c'est le contraire qui arrive, puisque 10 jours après la cessation de l'allaitement le foie est revenu à son état normal. (1re Exp., 2e série.)

Quant à considérer l'état du foie pendant la lactation comme une dégénérescence il n'y a pas même à s'en occuper.

Je crois donc que dans le cas qui nous occupe le foie produit de la graisse destinée à fournir à la sécrétion mammaire. Et comment expliquer autrement cette abondance de matières grasses dans le foie d'un animal, chez lequel la dépense de cette substance est aussi considérable qu'elle l'est chez les nourrices. Je considère l'état graisseux du foie et la sécrétion lactée comme deux phénomènes connexes et je dirai que cette vaste glande dont le rôle physiologique a encore tant de points à éclaircir, paraît être le magasin de graisse destiné à la glande mammaire pour la sécrétion du lait.

Au moyen de quelle transformation et aux dépens de quelle substance se produit la graisse dans le foie pendant la lactation ?

Pour élucider cette question, que je continue à étudier, et au sujet de laquelle j'ai entrepris un certain nombre d'expériences, je ne peux encore formuler que des hypothèses.

Presque tous les physiologistes s'accordent sur la possibilité pour le foie, de fabriquer de la graisse. Virchow (1), Claude Bernard, Béraud et Robin (2), Figuier (3), Ranvier (4), et un grand nombre d'expérimentateurs admettent cette production de la glande hépatique.

Sont-ce les substances protéiques qui fournissent à cette fonction? Les expériences de Quain, et celles plus célèbres de Wagner (5), expliquées

(1) Pathologie cellulaire, p. 291,

(2) Loc. cit, p. 338.

(3) « Les animaux possèdent bien réellement cette faculté de créer de la graisse et peuvent fabriquer des corps gras sans matières grasses. » (Figuier. Thèse d'agrégation, 1844, p. 111.)

(4) Loc. cit., p. 56.

(5) Archiv. für Heilkunde, 1861.

par Burdach (1) ; les recherches de Blondeau, qui a trouvé que pendant la fabrication du fromage de Roquefort, il y a augmentation de la matière grasse et diminution de la caséine (2), ont fait supposer à ces auteurs ainsi qu'à Fœrster et à d'autres, que les substances albuminoïdes peuvent donner directement naissance à de la graisse au sein de l'organisme.

Nous ne sommes pas en mesure de nous prononcer positivement sur la possibilité de cette transformation.

La discussion de cette théorie à laquelle il y a tant d'objections à faire, m'entraînerait au delà des limites de ce travail, mais je dirai avec Ranvier, « que nous ne connaissons aucune observation microscopique qui justifie cette manière de voir » (3).

Il n'en est pas de même pour la transformation des matières sucrées en graisse. Les opinions abondent en faveur de cette interprétation.

Les rapports physiologiques et chimiques qui existent entre ces substances ont frappé tous ceux qui se sont occupés de cette question.

Berthelot dans sa Chimie organique, signale ce

(1) Archiv für Anat., citées par Putnam, loc. cit., p. 41.
(2) Hardy. Chimie biologique, p. 39.
(3) Cornil et Ranvier. Loc. cit., p. 56.

rapprochement (1). Liebich, dans sa Chimie appliquée fait aussi cette comparaison entre les sucres et la graisse (2).

Pelouze et Gélis ont démontré combien est facile au moyen d'une fermentation spéciale, le changement du sucre en acide butyrique, l'un des éléments de la matière grasse du lait.

Pasteur a constaté la formation de la glycérine et des matières grasses en même temps que celle de l'alcool et de l'acide succinique dans les fermentations alcooliques.

Schützenberger admet que le foie est apte à transformer les sucres en graisse (3). Les expériences de Claude Bernard tendent à démontrer la transformation des sucres par le foie, puisque le sucre de canne injecté dans les veines se re-

(1) « Les sucres et les corps gras qui se rapprochent en vertu de liens réciproques à la fois analytiques et synthétiques, grâce auxquels on peut tantôt changer les sucres proprement dits en mannite et en glycérine, tantôt transformer la mannite et la glycérine en sucre véritable.

« On pourrait s'étonner au premier aspect de voir rapprocher ici les corps gras neutres et les matières sucrées, en considérant combien est grande la différence de leurs propriétés physiques, mais l'étonnement cesse si l'on remarque que ce rapprochement est fondé sur un lien de filiation et non sur un lien d'analogie. Les principes sucrés jouent le rôle d'alcools et les corps gras neutres sont les éthers de l'un de ces principes, à savoir de la glycérine. » (Berthelet. Chimie organique, t. II, p. 6, 1860.)

(2) Liebich. Chimie appliquée, p. 91.

(3) Schützenberger. Chimie appliquée, p. 191.

trouve dans les urines, tandis qu'injecté dans la veine porte on n'en retrouve pas dans ce liquide (1).

D'après les analyses de Lehmann, citées par Schützenberger (2), le sang de la veine porte ne contient que 1 gr., 041 d'extratif et de matières grasses et le sang des veines sushépatiques en contient 2 gr., 921. Mais comme il ne sépare pas la graisse des autres matières extractives, cette analyse n'a pas grande importance pour nous, (ajoute l'auteur cité).

Carl Schmidt (3), dans un travail imprimé à Leipsig, en 1850, suppose que le sucre dérive de la graisse.

Les recherches de Chossat sur les pigeons soumis à l'usage alimentaire du sucre, les expériences de Persoz sur l'engraissement des oies, semblent prouver que la graisse se forme aux dépens des matières sucrées. Il en est de même des nombreuses recherches faites sur la production de la cire chez les abeilles exclusivement nourries de matières sucrées. En 1817, Bretonneau a répété les expériences d'Hubert, avec le même résultat.

(1) Loc. cit., p. 192.
(2) Loc. cit., p. 173.
(3) Carl Schmidt. Carakteristik der epidemischen cholera gegenüber Verwandten transudations anomalien. Leipzig, 1850.

Plus tard, vers, 1843, Milne Edwards et Dumas ont présenté un travail sur cette même question(1). Enfin, Liebich citant le mémoire de Gundlach (2) sur la production de la cire, dit qu'il n'y pas de preuve plus concluante en faveur de la formation de graisse par le sucre.

Dans un mémoire très-intéressant présenté à l'Académie des sciences en 1853, MM. Lacaze Duthiers et Alfred Riche, en étudiant l'alimentation des insectes gallicoles, ont démontré que ces animaux fabriquent de la graisse. En outre, ces auteurs sont arrivés, par des analyses exactes et plusieurs fois vérifiées, à prouver qu'il se passe dans le phénomène de la nutrition de ces insectes une transformation évidente de la matière amylacée en matière grasse (3).

Mais il est en particulier une substance dont les rapports avec la graisse sont encore plus frappants, surtout au point de vue de nos recherches; je veux parler de la matière glycogène. Nous voyons ces deux substances qui existent à l'état normal dans le foie de tous les animaux supé-

(1) Comptes-rendus de l'Académie des sciences, t. XVII, p. 536.

(2) Naturgeschichte der bienen, par F. W. Gundlach. Cassel, chez Bohne, p. 15.

(3) Recherches sur l'alimentation des insectes gallicoles, par MM. Lacaze, Duthiers et Alfred Riche. (Comptes-rendus de l'Académie des sciences, t. 998.)

rieurs, se montrer comme phénomène transitoire dans certains organes et à certains moments. Claude Bernard a constaté que chez les écrevisses et les homards, on ne trouve de matière glycogène dans le foie, qu'au moment de la mue (1). Chez certains animaux, la matière glycogène a la même marche que la graisse et varie selon la période de la métamorphose. Toutes deux ont des rapports intimes avec la nutrition et sont souvent élaborées dans les mêmes organes. Les cellules des cartilages de l'adulte élaborent facilement de la graisse qui demeure sous forme de gouttelettes dans leur protoplasma (2). Toutes les fois que le cartilage est en prolifération on voit au lieu de graisse, les cellules chargées d'une matière qui a tous les caractères de la matière glycogène et se colore en brun-acajou par la solution iodée. Nous avons plusieurs fois constaté cette disposition sur des cartilages fœtaux autour des points d'ossification. Ranvier a trouvé que les chondromes contiennent toujours de la graisse lorsque la tumeur est stationnaire. Mais sur les points où l'accroissement est très marqué, on trouve les cellules infiltrées de substance amyloïde, tandis que

(1) Claude Bernard. Revue des cours scientifiques, 1872.
(2) Cornil et Ranvier. Loc. cit., p. 222.

sur d'autres points cette substance est remplacée par des gouttelettes graisseuses. Je dirai donc que ces relations chimiques et physiologiques me font considérer comme très-probable l'hypothèse que le glycogène et la graisse peuvent se transformer l'un en l'autre, et que c'est aux dépens de cette substance et par des actions chimiques ignorées jusqu'à ce jour, que le foie élabore la graisse destinée à la sécrétion lactée. Mais je le répète, je n'ai encore pu arriver sur ce point qu'à formuler une hypothèse que j'espère transformer en certitude par de nouvelles expériences.

TROISIÈME PARTIE

Conclusions.

I. Il résulte de ce travail, qu'il y a un état graisseux du foie qui se développe en même temps que la fonction de lactation, continue pendant toute sa durée et finit avec elle.

II. Cet état du foie est indépendant de la gestation et ne se montre qu'au moment où le lait apparaît dans les mamelles.

III. La situation de la graisse dans les lobules du foie chez les femelles en lactation, est complètement différente de ce que nous rencontrons dans tous les autres états graisseux de cet organe, infiltration, dégénérescence, engraissement artificiel.

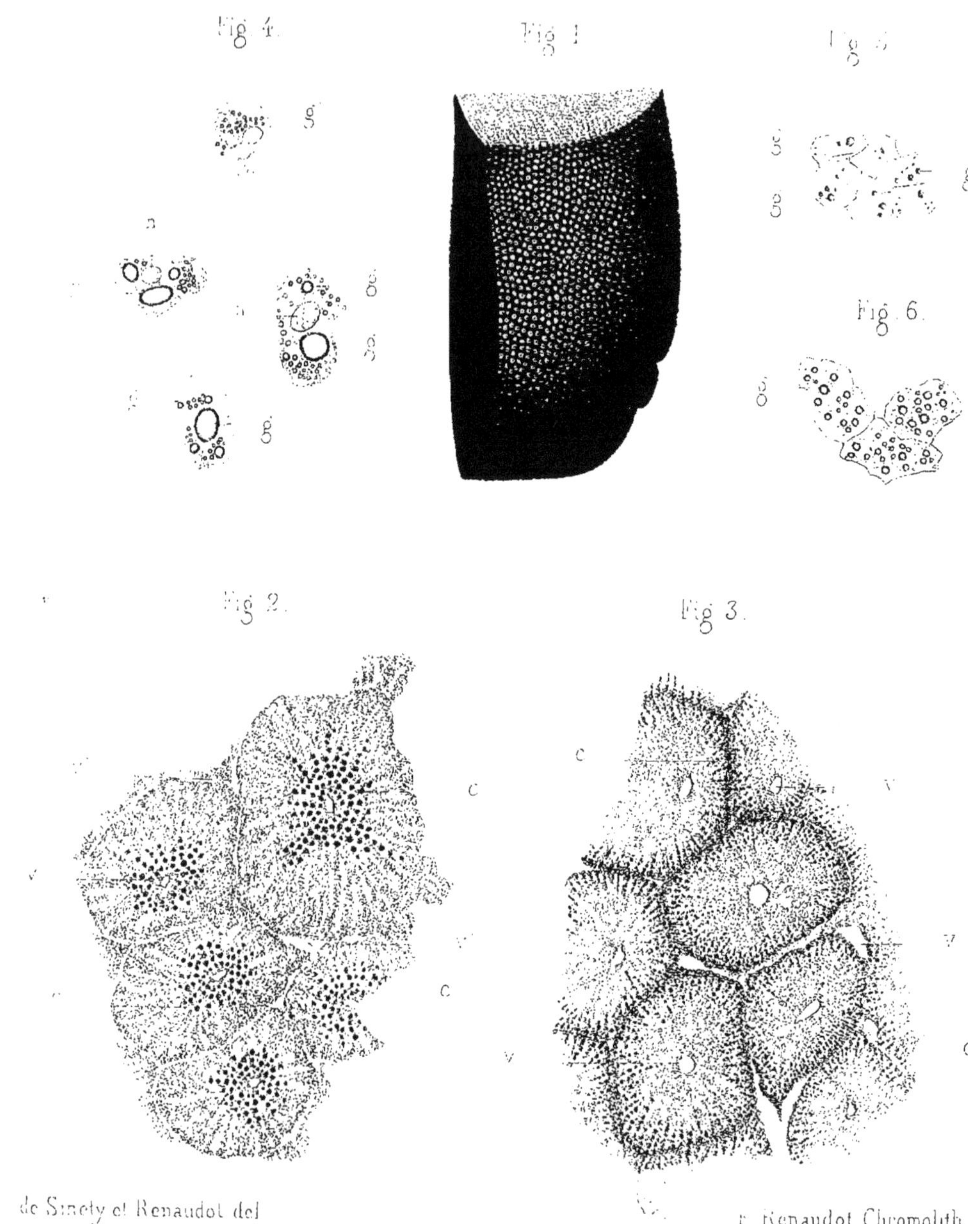

de Sinety et Renaudot del.

Renaudot Chromolith.

IMP. BECQUET

Paris.

EXPLICATION DE LA PLANCHE.

FIG. 1. — Foie de chienne en lactation (vu à l'œil nu).

FIG. 2. — Foie de chienne en lactation, conservé dans le liquide de Müller et traité par l'acide osmique (gross. de 100 diam.).

V' Veines interlobulaires ou périphériques.

V. Veines intralobulaires ou centrales.

C. Cellules contenant de la graisse, situées autour de la veine centrale.

FIG. 3. — Foie de lapin après ingestion de l'huile de foie de morue (coupe fraîche, gross. de 100 diam.).

V' Veines interlobulaires ou périphériques.

V. Veines intralobulaires ou centrales.

C. Cellules contenant de la graisse, situées à la périphérie du lobule.

FIG. 4. — Cellules du foie de femme en lactation (cellules fraîches, gross. de 500 diam.).

G. Gouttelettes de graisse.

G' Granulations graisseuses.

N. Noyau.

FIG. 5. — Cellules du foie de lapine en lactation, traitées par l'acide osmique (gross. de 300 diam.).

G. Gouttelettes et granulations graisseuses colorées en noir par l'acide osmique.

FIG. 6. — Cellules du foie d'une lapine empoisonnée par le phosphore (cellules fraîches, gross. de 500 diam.).

G. Petites gouttelettes et granulations graisseuses.

A. PARENT, imprimeur de la Faculté de Médecine, rue M.-le-Prince, 31.

www.ingramcontent.com/pod-product-compliance
Ingram Content Group UK Ltd.
Pitfield, Milton Keynes, MK11 3LW, UK
UKHW020353250726
13967UKWH00005B/2257

9 782012 468702